DE LA TRANSMISSION

DE LA

VARIOLE A PARIS

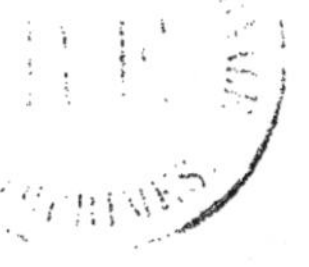

EN 1891

PAR

REGIMBEAU (Fernand)

DOCTEUR EN MÉDECINE DE LA FACULTÉ DE PARIS

PARIS

OLLIER-HENRY, LIBRAIRE-ÉDITEUR

11, 13, rue de l'École-de-Médecine, 11, 13

1892

A MA FAMILLE

A MES AMIS

A MES MAITRES DANS LES HOPITAUX

A MON PRÉSIDENT DE THÈSE

MONSIEUR LE PROFESSEUR GRANCHER

Médecin à l'hôpital des Enfants-Malades.
Officier de la Légion d'honneur.

DE LA TRANSMISSION

DE LA VARIOLE A PARIS EN 1891

Personne ne conteste plus aujourd'hui l'efficacité de la vaccination, qui, si elle n'est pas obligatoire, est pratiquée presque partout. Nous n'en voulons pour preuve que la diminution de plus en plus appréciable de la variole, dont les cas deviennent de moins en moins fréquents depuis ces dernières années. Et parmi les varioleux il est rare d'en rencontrer qui n'aient pas été vaccinés au moins une fois. Sur près de cent malades que nous avons eu l'occasion de voir du 1er février au 1er décembre 1891 trois seulement n'étaient pas vaccinés; deux petites filles, l'une de 3 ans, l'autre de 5 mois, une jeune bretonne de 15 ans. Il n'y a donc pas à revenir sur l'opportunité de la vaccination qui est le moyen préventif par excellence de la variole.

Mais il y aurait encore un autre moyen d'empêcher la propagation de la variole et peut-être même de la voir disparaître tout à fait du cadre nosologique dans les grands centres. Il suffirait, pensons-nous, de se préoccuper plus sérieusement de la recherche du lieu d'élection de la maladie, et ce lieu d'élection une fois connu, ne pas hésiter à user avec fruit des ressources nombreuses que les pouvoirs publics mettent dans les mains des personnes compétentes.

A notre connaissance nous ne sachions pas que la question de l'origine des foyers varioliques ait été traitée à Paris depuis ces dernières années. Sans doute à la campagne le médecin arrive toujours à découvrir aussitôt le point de départ immédiat d'une épidémie de variole. Nous pensons également que des recherches minutieuses et de chaque jour faites en ce sens ne restent pas infructueuses dans les grandes villes. Aussi nous est-il venu à l'idée pendant un long stage qne nous avons fait à l'hôpital temporaire d'Aubervilliers spécialement réservé à l'isolement de la variole, de rechercher l'origine de tous les cas de cette maladie que nous avons eus à constater à Paris du 1er février au 1er décembre 1891.

Et c'est en faisant la relation des divers cas de variole que nous avons connus pendant cette période de dix mois que nous espérons prouver qu'il est facile dans la majorité des cas de retrouver le point de départ de plusieurs foyers épidémiques et d'en suivre la marche régulière.

L'étude que nous avons choisie comme sujet de notre thèse inaugurale sera divisée en deux chapitres.

Dans le premier chapitre nous ferons la relation complète des différents cas de variole à notre connaissance du 1er février au 1er décembre 1891, au point de vue étiologique. (94 malades ont été hospitalisés pendant cette période).

Dans un premier paragraphe nous décrirons les grands foyers que nous avons constatés.

Dans un second nous traiterons des petits foyers dont l'origine nous est connue.

Dans un troisième nous énumérerons les cas dont il ne nous a pas été possible de déterminer le point de départ.

Dans un quatrième nous indiquerons les mesures que nous

croyons utiles de prendre. Chemin faisant, toutefois, nous aurons donné notre impression sur les cas qui nous auront paru les plus intéressants.

Le second chapitre sera réservé à la question de l'influence d'un hôpital d'isolement de la variole.

Que nos maîtres dans les hôpitaux, MM. Marc Sée, Schwartz et Lacombe, reçoivent nos plus sincères remerciements pour les excellentes leçons que nous avons reçues d'eux.

Nous n'oublierons jamais que M. Hippolyte Martin, notre maître estimé, a bien voulu nous aider de ses bons conseils.

Nous exprimons toute notre reconnaissance à M. le professeur Grancher qui nous a fait l'honneur d'accepter la présidence de notre thèse.

Que M. Netter, professeur agrégé, notre excellent maître, qui nous a inspiré le sujet de notre thèse, veuille bien en accepter l'hommage.

Enfin nous avons à cœur d'exprimer toute notre gratitude à nos excellents camarades, Emerit, interne du service, et Amelin, notre collègue, qui nous ont aidé avec tant de désintéressement dans nos recherches.

CHAPITRE PREMIER

1° DES GRANDS FOYERS ÉPIDÉMIQUES DE VARIOLE QUI SE SONT PRODUITS A PARIS DU 1er FÉVRIER AU 25 DÉCEMBRE 1891.

Dans un laps de temps assez restreint du 6 mars au 14 avril 1891 nous avons assisté à l'évolution d'une petite épidémie de variole qui a sévi dans le dix-septième arrondissement, non loin du rond point des Ternes dans l'espace compris exactement entre la terminaison de l'avenue des Ternes, le commencement de l'avenue Niel, la fin de la rue Rennequin et la rue Poncelet.

Les renseignements obtenus ont permis d'établir d'une manière irréfutable le premier point de contage; du moins en ce qui concerne un des deux foyers que nous allons décrire. Nous jugeons en effet indispensable pour la clarté de la description de subdiviser notre étude en deux parties distinctes, nous réservant en terminant de rattacher les deux foyers l'un à l'autre.

OBSERVATION I

Le 6 mars 1891, Mlle B... Jeanne, âgée de 21 ans, demeurant rue Laugier, n. 9, entre à l'hôpital d'Aubervilliers dans le service de M. Netter, atteinte de variole dont l'invasion remonte au 2 mars.

La malade nous apprend que son logement est situé au cinquième étage, mais que dans la même maison au premier étage, un jeune homme, M. D..., est actuellement en traitement pour variole.

Elle n'est pas entrée dans le logement contaminé, mais elle était en relation suivie avec la mère du malade. Défiante, elle évitait autant que possible de lier conversation avec la mère du jeune homme, et ce n'est que lorsque cette dernière lui eut assuré que le médecin ne voyait pas d'inconvénient à leurs entrevues qu'elle a renoué la conversation.

Le lendemain, poursuivant notre enquête, Mme D... nous apprenait que son fils avait certainement été contaminé par Mme de L..., rue Bayen, n. 9, atteinte de variole. M. D... ,sur lequel il est facile de reconnaître les pustules en dessiccation d'une variole cohérente à la face, déclare à son tour qu'il rendait assez souvent visite à Mme de L... actuellement presque remise. Reçu chez Mme de L..., nous savons bientôt de cette dame que depuis plus de trois semaines, elle ne quittait pas son appartement lorsqu'une variole discrète, dont les traces sont visibles, se déclara. Avant l'éruption la fille de Mme de L..., accompagnée de ses deux petites filles, venait de la campagne (absolument bien portantes toutes trois).

Au bout de quelques jours de séjour les deux enfants prenaient la scarlatine ; et peu après l'éruption variolique paraissait chez la grand'mère, qui, nous insistons, ne se rappelle pas avoir vu de varioleux. La grand'mère se levait à peine que sa fille contractait la variole. Comment se fait-il que à quelques jours d'intervalle, la grand'mère et ses deux petites-filles aient contracté une fièvre éruptive différente, il nous est impossible de le dire, mais nous n'hésitons pas à faire de la rue Bayen le point de départ de la maladie ; les dates nous donnent raison.

Mais M. D... prenait ses médicaments rue Poncelet, n° 22, chez M. X..., pharmacien. La bonne du pharmacien, G... Alexandrine (Obs. III) portait elle-même les médicaments chez M. D...., et le 7 mars elle était prise à son tour. A la même époque la concierge de la rue Laugier, n° 9 (voir Obs. II), dont la loge est située en face l'appartement de M. D...., était atteinte. Enfin le frère du pharmacien qui se rendra à son tour chez M. D.... sera la dernière personne atteinte à notre connaissance.

Ainsi dans l'espace d'une quinzaine de jours sept varioles provenant sûrement de la seule et même source se déclarent. Trois malades vont à l'hôpital, quatre reçoivent des soins à domicile.

Le tableau suivant montrera la marche de la contagion.

Mme L. 19, rue Bayen.	sa fille		
	Me D. 9, rue Laugier.	....	Mlle B., 9, rue Laugier.
			Mme N., 9, rue Laugier.
		....	Mlle G., 22, rue Poncelet.
			M. X. id.

OBSERVATION I

Mlle B... Jeanne, âgée de 21 ans, demeurant, 9, rue Laugier, entre à l'hôpital le 6 mars 1891 atteinte de variole, invasion 2 mars.

Eruption moyenne sur le visage ; très légère sur le corps et sur les membres. Elle sort le 11 avril 1891.

OBSERVATION II

N... Catherine, âgée de 58 ans, concierge, rue Laugier, n° 9, entre à l'hôpital le 8 mars 1891, atteinte de variole hémorrhagique, où elle meurt le 11 mars 1891, invasion 6 mars.

OBSERVATION III

G... Alexandrine, âgée de 24 ans, cuisinière, rue Poncelet, 22, entre à l'hôpital le 10 mars atteinte de variole cohérente sur la face et sur le corps. Les premiers symptômes s'étaient déclarés le 7 mars. Elle quitte l'hôpital le 11 avril 1891.

La désinfection a été faite régulièrement dans chacun des logements contaminés, grâce sans doute à l'état social des personnes malades.

Nous savons aussi que tous les parents de Mlle B... se sont fait revacciner.

Vers la même époque et dans le même quartier, nous avions encore à constater de nouveaux cas de variole.

Le 9 mai entre au pavillon des hommes (Obs. IV) le nommé H... Emile, qui habite l'impasse Roux qui elle-même aboutit à la rue Rennequin.

H... nous déclare qu'il a vu une jeune fille atteinte de variole. Cette jeune fille était femme de ménage rue Saussier-Leroy, n° 22, qui est parallèle exactement aux rues Bayen et Laugier, et perpendiculaire à la rue Poncelet à laquelle elle aboutit.

Nous apprenons que le mari et la femme chez qui Mlle Y... était domestique (d'elle-même que nous trouvons impasse Roux avec des traces très marquées d'une variole récente) ont eu à tour de rôle la maladie.

Mme X..., en convalescence depuis trois semaines, nous déclare que son mari s'est mis au lit le premier. Il est à ses affaires actuellement, car sa profession est très active ; il visite tous les quartiers de Paris, mais il n'a jamais vu de varioleux.

La bonne a continué son service jusqu'au jour où elle a été prise à son tour. Elle s'est rendue chez elle, impasse Roux et H..., en revenant tous les soirs de son atelier, regagnait la même chambre, où la malade recevait des soins de sa mère, aucunes mesures d'hygième et de désinfection n'ont été prises.

OBSERVATION IV

H... Emile, âgé de 24 ans, serrurier, demeurant impasse Roux, n° 10, entre à l'hôpital le 9 mai atteint de variole. L'éruption assez abondante à la face est légère sur le corps, invasion 5 mai. Sortie le 28 mai.

Nous nous croyons autorisé à dire que les quatre nouveaux cas dépendent des précédents. La date de l'invasion, la demeure des malades, les occupations du mari (premier facteur) qui a pu avoir affaire à une personne quelconque de l'entourage d'un varioleux du voisinage, tout concourt à rendre notre supposition acceptable.

Nous joindrons à ce foyer les deux observations suivantes. Les dates de l'invasion concordent tout à fait ; les domiciles du S... D.... et de la dame V n'étaient pas éloignés du lieu contaminé.

OBSERVATION V

D... Marius, dessinateur à la banque de France, âgé de 23 ans, entre à l'hôpital le 14 avril 1891. Il habite Boulevard Pereire, n° 176; nulle part il n'a vu de malade atteint de variole. Cependant, en se rendant à son travail soir et matin, il traversait les rues Laugier et Poncelet pour se rendre à son domicile. Il a ressenti les premiers symptômes le 11 avril : il est atteint d'une variole à forme abondante : il sort le 16 mai 1891.

OBSERVATION VI

Mlle V.... Marie, âgée de 45 ans, demoiselle de compagnie, demeurant avenue Mac-Mahon, près de l'avenue des Ternes et de la rue Bayen, entre à Aubervilliers le 27 février, venant de Bichat. Cette malade, atteinte de variole hémorrhagique, est dans le coma, et elle meurt le 2 mars sans pouvoir nous donner de renseignements utiles.

En résumé et dans l'espace de cinq semaines nous avons réuni treize cas.

6 traités à l'hôpital.
7 traités à domicile.

Total 13 cas.

En même temps que nous constations l'épidémie précédente nous avions à enregistrer de nouveaux cas dans le XVIIIe arrondissement ; dans un espace qu'on peut comprendre dans le quadrilatère irrégulier formé par le chemin de fer de ceinture, par la rue Duhesme de la rue Belliard au boulevard Ornano, par la rue Championnet de ce boulevard à la rue du Poteau, et enfin par la rue du Poteau de la rue Championnet au chemin de ceinture.

Nous allons consigner les observations recueillies dans le service du 6 février au 10 avril 1891. Nous les transcrirons par ordre de date d'après le registre des entrées, et, chemin faisant, nous citerons les malades que nous n'avons pas traités directement. Ici il ne nous est pas possible de remonter jusqu'à la source première, mais on peut arriver à établir l'étiologie de la pluralité des cas.

OBSERVATION I

Le 6 février 1891, entrait dans le service le nommé R... Guillaume, garçon charbonnier, âgé de 32 ans, demeurant rue du Ruisseau, n° 75. Il est atteint de variole cohérente, l'invasion remonte au 3 février. R... déclare que quelques jours avant le début de l'éruption il a porté du charbon, rue Championnet, n° 98, dans un logement où se trouvait un varioleux. Il est admissible que la contamination parte de ce point. Sortie le 15 mars.

OBSERVATION II

Le sieur Ch. Ferdinand, âgé de 36 ans, employé au chemin de fer du Nord, entre à l'hôpital le 3 mars 1891 atteint de variole discrète. Le malade habite passage du Mont-Cenis, n° 9, au deuxième étage. La concierge de la maison a eu la variole; elle a été soignée dans sa loge. Tous les locataires avaient des rapports journaliers avec elle depuis sa convalescence. Vacciné une fois, le S. Ch. n'a été revacciné ni au régiment, ni à la Compagnie du Nord. Il ajoute que dernièrement deux circulaires du médecin de la Compagnie sont restées sans effet; les employés invités à se présenter à la visite ont presque tous refusé de s'y rendre.

OBSERVATION III

Le 27 février, le nommé V... Emile, âgé de 33 ans, employé, rue Meslay, n° 41, dans le 3e arrondissement, non loin de la place de la République, entre à Aubervilliers, pavillon n° 4. Il meurt le 29 février des suites d'une variole hémorrhagique secondaire. Ce malade est retenu nuit et jour par ses occupations, rue Meslay, n° 41. Mais il a un domicile rue Championnet, n° 105, où il se rend une fois par semaine, le dimanche, pour changer de linge. V... ne sait pas où il peut avoir contracté la variole. Dans la rue Meslay et ses environs, il n'a jamais entendu dire qu'il y ait des varioleux. Il est à présumer que la maladie a été contractée rue Championnet.

Nous connaissons déjà deux malades habitant à quelques mètres du n° 105 de ladite rue.

Le 27. — Au matin V... va à la consultation de Lariboisière, où on l'engage à se rendre à l'hôpital spécial d'Aubervilliers. Nous ne pouvons pas savoir sûrement si la voiture réglementaire lui a été offerte. Le malade arriva exténué à 3 heures après midi, il est reçu d'urgence. Interrogé le lendemain matin à la visite, V..., plus reposé, raconte qu'en sortant de Lariboisière, il a pris le tramway du boulevard Ornano à la Bastille, pour descendre place de la République, et prévenir ses patrons de son entrée à l'hôpital ; il a refait ensuite le même trajet en sens inverse pour se rendre rue Championnet, il s'est enfin rendu à l'hôpital par le chemin de fer de ceinture. Avant d'entrer, V..., très fatigué, a pris un peu de menthe et d'eau chez un marchand de vin établi à la porte presque de l'hôpital.

OBSERVATION IV

Thomas Pierre, journalier, 49 ans, demeurant passage

Duhesme, n° 9, entre à l'hôpital le 2 mars (invasion du 28 février), atteint de variole discrète. Le malade ne peut nous donner aucun renseignement ; il n'a jamais été en contact avec des varioleux. Mais le passage Duhesme est contigu à la rue du Mont-Cenis, et presque en face le passage du même nom. Nous croyons pouvoir supposer que la maladie a été contractée dans le quartier.

OBSERVATION V

Le 9 mars entre à la salle des femmes la nommée H... Delphine, couturière, âgée de 37 ans, domiciliée à Saint-Ouen, villa Byron, n° 9, atteinte de variole cohérente, et qui a éprouvé les premiers symptômes le 3 mars 1891. Cette malade a pris la variole de sa fille, apprentie impasse Saint-François, n° 1, à proximité de la rue Letort, qui a été soignée par elle à Saint-Ouen. La jeune fille aurait contracté la maladie à son atelier. Aussi nous nous rendons impasse Saint-François, n° 1, et la concierge nous raconte que plusieurs cas de variole se sont produits dans le voisinage. Dans la maison même dont elle a la garde une jeune femme était en traitement il n'y a pas un mois, cette personne a quitté l'immeuble il y a quelques jours, et sa mère que nous allons voir ne peut nous donner sa nouvelle adresse. Deux autres locataires, le mari et la femme, marchands des quatre saisons, étaient atteints presque simultanément ; à peine relevés, comme ils sont tenus de gagner leur vie, ils ont repris leurs occupations et nous n'avons pas la chance de les rencontrer. La malade sort guérie le 17 avril.

OBSERVATION VI

Le jeune C.... Alfred, journalier, âgé de 19 ans, habite

passage Gravelle, n° 14, à Levallois-Perret où il n'a jamais été en contact avec des varioleux. Il entre dans nos salles le 3 avril (invasion du 30 mars) atteint de variole discrète et nous apprend qu'il a pris la maladie à son atelier rue Championnet, n° 87, où il est occupé par un fabricant de corsets. La concierge de la maison et sa belle-sœur qui habitent ensemble,ajoute-t-il, avaient la variole,il n'est pourtant pas entré dans la loge dont la porte était le plus souvent ouverte pour permettre le renouvellement de l'air.

Lui et ses camarades s'arrêtaient de temps en temps pour causer avec les convalescentes sans entrer dans la pièce.

Nous visitons la concierge et vérifions l'exactitude du récit de C... Les deux femmes ont des traces évidentes de la maladie et nous découvrons en outre : 1° qu'un jeune garçon a été contaminé tout récemment ; 2° que le mari lui-même de la concierge termine sa convalescence. Nous pouvons savoir de plus qu'elle a contaminé la dame Viet Marie également concierge.

OBSERVATION VII

En effet, le 10 avril, la nommée V... Marie, âgée de 27 ans, concierge, rue Championnet, n° 93, entre dans le service atteinte de variole avec éruption abondante à la face et légère sur le reste du corps (invasion du 2 avril). La malade avait deux fois rendu visite à son amie de l'impasse Saint-François pendant la période aiguë de la maladie, jamais elle n'avait éprouvé le moindre malaise. Mais la première concierge pour se distraire et à peine entrée en convalescence, s'est rendue à son tour plusieurs fois rue Championnet, n°93, et c'est à ce moment que la dame Viet a ressenti les premiers symptômes d'invasion.

Ainsi après une enquête aussi minutieuse que possible nous avons pu réunir 17 cas de variole en l'espace de deux mois seulement, soit du 6 février au 10 avril.

7 malades ont été traités à l'hôpital.
10 » dans leur domicile.

Total 17 malades.

En résumé, nous avons pu remonter à la véritable source de onze cas sur dix-sept cas ; le sieur Roland a pris la variole dans un logement contaminé rue Championnet, n° 98, le sieur C... l'a prise de sa concierge passage du Mont-Cenis, un locataire de l'impasse Saint-François, n° 1, a contaminé notre malade, la femme Hacquet, plus trois autres personnes, enfin la concierge de la rue Championnet n° 87 donne la maladie à nos malades C... et V... et à trois autres personnes. Mais il est évident que tous ces cas se rattachent les uns aux autres.

Remarque. — Dans cette relation deux cas surtout nous paraissent intéressants. Ils sont pleins d'enseignement et prouvent combien sont peu suivies les prescriptions de salubrité de première utilité.

D'une part l'observation III peut suggérer les réflexions suivantes. Il peut arriver que par négligence d'un côté ou par ignorance ou mauvais vouloir de l'autre, à la consultation, dans un grand hôpital, un malade atteint de maladie contagieuse ne soit pas dirigé immédiatement sur l'établissement convenable, malgré les moyens nombreux de transports institués à cet effet (1). Et comme ici, il pourra se faire qu'un malade reconnu contagieux, circule d'un lieu dans un autre pendant plusieurs heures, au détriment de la santé publique et aussi de la sienne.

Il serait donc utile de bien persuader aux malades dont le diagnostic est certain qu'il est de leur intérêt de profiter des moyens nombreux mis à leur disposition.

Quant à l'observation n° II, Charignon, elle démontre une fois de plus l'indifférence des uns, le peu d'autorité que possèdent les autres. En effet, dans une grande compagnie de chemin de fer, où tout est soumis à une discipline sérieuse, et où chaque ordre est exécuté sans réplique ; une première circulaire recommande aux agents de se présenter à une époque déterminée, au cabinet du médecin consultant. Mais cette circulaire qui émane du médecin reste sans effet. Une seconde invitation, plus pressante, sans doute, n'aura pas plus de succès, et il est à présumer qu'on en restera là pour longtemps. Il est étonnant que l'administration de la Compagnie du nord ne rende pas la vaccination obligatoire pour son personnel, tandis qu'elle l'est devenue à la Compagnie de Paris à Lyon.

Nous allons dans ce paragraphe faire la description du foyer le plus important que nous ayons eu à constater et dont nous sommes à peu près certain d'avoir découvert le véritable point de départ.

1. La ville de Paris et la préfecture de police mettent à la disposition du public des voitures spécialement réservées au transport des personnes qui les demandent pourvu qu'elles possèdent un certificat de médecin.

Si on se reporte aux dates des entrées à l'hôpital et aux dates de l'invasion de la maladie chez les divers sujets, on est en droit d'incriminer comme premier facteur de contage la fille de M. R..., boulanger, rue de Toqueville, n° 72.

Disons toutefois qu'il nous a été impossible d'obtenir le moindre renseignement de M. R..., qui a toujours énergiquement refusé de répondre à nos questions et qui s'est toujours retranché derrière des généralités. Interrogé, ce négociant n'a pas nié que sa fille ne fût malade, mais il nous dit en propres termes que la jeune fille avait une simple éruption de sang qui n'avait rien à voir avec la variole.

Cependant le témoignage de plusieurs de nos malades nous confirme dans notre opinion, et nous faisons partir le foyer de la petite épidémie que nous décrivons ici, de la rue Tocqueville, n° 72.

OBSERVATION I

En effet, le 5 mai 1891, entre au pavillon des femmes la nommée A... Anaïs, âgée de 24 ans, demeurant rue de Lévis, n° 46, porteuse de pain chez M. R..., boulanger, rue de Tocqueville, n° 72.

Le jour de l'entrée à l'hôpital, la malade présente une éruption abondante à la période de dessiccation (l'invasion est du 28 avril, l'éruption du 30 avril 1891), les pustules sont presque desséchées et elle sort guérie le 31 mai.

La nommée A... nous déclare qu'elle était employée à la boulangerie de la rue de Tocqueville ; elle sait parfaitement que la fille du boulanger était traitée pour une maladie dont on cachait soigneusement le nom. Elle fut chargée un jour par ses patrons de faire un travail quelconque dans l'appartement situé au premier étage ; quelques jours après, elle ressentait les premiers symptômes de la maladie qui nous l'amène.

OBSERVATION II

Le 7 mai 1891, le nommé G... Benoît, âgé de 28 ans, atteint de variole discrète, entre à Aubervilliers. Il n'a jamais vu de malade atteint de variole; mais à l'occasion il entrait chez son voisin le boulanger. Lui-même est marchand de beurre, n° 70, rue de Tocqueville. Il savait la fille du commerçant malade sans avoir jamais pu apprendre de quelle affection elle était atteinte. Le malade sort le 23 mai malgré l'avis du chef de service.

OBSERVATION III

Le lendemain, 8 mai, le nommé D..., maçon, demeurant rue de Tocqueville, n° 70, entrait à son tour à Aubervilliers atteint de variole discrète ; il sortait guéri le 28 mai.

D... ne connaît pas le marchand de beurre ; il n'a jamais vu directement de malade atteint de variole, mais souvent il s'approvisionnait chez le boulanger voisin. L'hôtel meublé qu'habite le sieur D... est contigu à la boulangerie. Les porteuses de pain remisent tous les jours, dans le couloir de l'hôtel, sous l'escalier même, les voitures à bras qu'elles viennent chercher le lendemain de bonne heure. D... se rappelle qu'il croisait souvent les porteuses de pain quand il se rendait le matin au chantier où il travaille.

OBSERVATION IV

Le 3 juin le sieur B... Victor, âgé de 19 ans, maçon, entre

à l'hôpital atteint de variole abondante à la face, discréte sur le corps et sort guéri le 28 juillet. B... habite rue Cardinet, n° 101, à proximité de la rue de Tocqueville et des maisons de cette rue d'où nous sont venus trois malades; il ne connaît aucun d'entre eux, mais il allait de temps à autre chez le boulanger.

OBSERVATION V

Le 10 juin 1891, la nommée C... Mathilde, couturière, âgée de 22 ans, entre dans le service. Elle habite passage Cardinet, n° 13, situé non loin du foyer d'infection. La jeune fille a pris la variole (éruption cohérente) dans sa maison où sont traités en ce moment trois membres d'une même famille; le père, la mère, une petite fille; nous nous sommes assuré du fait.

En effet, nous nous rendons à l'adresse indiquée et nous apprenons de la femme elle-même, qui a été la première atteinte, qu'elle se rendait journellement chez le crêmier G... que nous connaissons et qui est sorti de l'hôpital avant la période réglementaire. Le contage primitif nous semblerait provenir du sieur G... qui avait encore des pustules desséchées lorsqu'il a quitté la salle. Mlle C... sort guérie le 12 juillet. Avant son départ elle nous affirme qu'elle n'a vu aucun cas de variole ni à Paris, ni à son atelier.

OBSERVATION VI

Le sieur V... Philippe, 37 ans, cocher, demeure passage Cardinet, n° 17; il entre à l'hôpital le 21 juin (invasion du 15 juin). Il n'a pas vu de varioleux, mais il sait que plusieurs malades sont traités dans le passage pour la variole (observation précédente). Sa femme se sert chez le boulanger de la rue de Tocqueville. V... atteint de variole cohérente à la face, abondante sur le corps, sort malgré nos conseils, le 18 juillet 1891.

OBSERVATION VII

B... Auguste, âgé de 41 ans, maçon, habite passage Cardinet, n° 15, il entre à l'hôpital le 3 juillet 1891, avec une éruption abondante cohérente, il meurt le 16 juillet 1891. Le malade n'a vu aucun varioleux, il n'ignore pas toutefois que l'affection règne dans son quartier ; nous avons reçu des sujets des n°s 13 et 17 du passage Cardinet.

OBSERVATION VIII

Cette observation nous fera connaître quatre malades qui n'ont pas été traités à Aubervilliers. En effet, le 8 juillet nous recevons une petite fille âgée de 5 mois, R... Marguerite, atteinte de variole grave (éruption abondante cohérente) qui décède le 16 juillet 1891.

La mère de l'enfant déclare qu'elle a eu la variole il y a un mois, affection qu'elle a communiquée elle-même à sa mère et qu'elle aurait contractée chez M. X..., marchand de vin, rue Lévis, n° 67 (près de la rue de Tocqueville et du passage Cardinet), dont les deux enfants avaient eu la maladie.

Elle était employée chez le sieur X... comme lingère.

OBSERVATION IX

Enfin la nommée V.... Louise, âgée de 39 ans, grand' mère de la précédente, entrait à l'hôpital, pavillon des femmes, le 10 juillet 1891, atteinte de variole avec éruption abondante. Nous savons que sa fille elle-même l'avait contaminée. Elle sort guérie le 9 août.

Nous nous croyons autorisé à rattacher à ce foyer les deux nouveaux cas que nous allons signaler.

Nous n'avons pu établir exactement l'étiologie réelle de nos deux observations, mais nous pensons avoir quelques raisons de supposer que le point de contage se rattache aux précédentes observations.

OBSERVATION A

En effet, le 17 juin, entre au pavillon des femmes, la nommée T... Julienne, âgée de 39 ans, domestique, rue Pigalle, n° 37, atteinte de variole cohérente, confluente qui meurt le 23 juin 1891.

Cette malade n'a vu aucun varioleux dans le quartier qu'elle habite; elle venait visiter un neveu dont le domicile est rue des Moines, n° 65, à proximité de notre foyer d'infection et qui a eu la variole.

OBSERVATION B

Enfin, le 19 juin, T.... Ernest, âgé de 30 ans, frère de la précédente, entrait à Aubervilliers avec une variole légère. Il venait également assez souvent rue des Moines, n° 65, voir son neveu malade.

En résumé, du 5 mai au 19 juin 1891, nous avons pu retrouver l'origine presque certaine de 20 cas de variole.

	11	malades ont été traités à l'hôpital.
	9	» dans leur domicile.
Total	20	»

Nous transcrirons enfin dans ce paragraphe les observations qui se rattachent à un nouveau foyer que nos recherches nous ont permis de circonscrire dans un espace relativement restreint, compris dans le triangle rectangle dont les trois côtés sont formés par l'avenue de Clichy, le chemin de fer de ceinture, la rue Berzélius (17e arrondissement). Nous n'avons pu retrouver d'une façon certaine l'étiologie première de cette petite épidémie que nous ferions volontiers remonter au malade M... qui nous affirme avoir été en contact avec un varioleux.

Nous tenons à dire ici que les enquêtes n'ont jamais pu aboutir comme nous l'aurions désiré ; nous nous trouvions souvent arrêté par la mauvaise volonté des gens que nous interrogions ; il n'était pas d'ailleurs dans notre rôle d'insister outre mesure, quand les demandes que nous posions avec toute la circonspection désirable n'obtenaient pas de réponse satisfaisante.

OBSERVATION I

Le 13 juillet 1891, le nommé M... Jules, âgé de 19 ans, profession d'électricien, entre pavillon n° 4, atteint de variole discrète.

Ce malade habite actuellement faubourg Saint-Martin, n° 6 ; il n'y a pas de varioleux dans ce quartier. Mais M... nous raconte que le 8 juillet il a déménagé et que le logement précédement occupé par lui était situé passage Dhier, n° 20. Ce logement, au quatrième étage, était contigu à celui qu'occupait un varioleux. Jamais, toutefois, le malade n'a été directement en contact avec la personne atteinte. La date de l'invasion (5 juillet 1891) milite en faveur de l'opinion que nous formulons.

OBSERVATION II

Trois jours après l'entrée dans nos salles de M... le nommé B... Jules, charpentier, âgé de 25 ans, entrait également à Aubervilliers.

Ce jeune homme travaille ordinairement à Croisy près Chatou, où il n'a vu aucun malade. Tous les dimanches il se rendait chez son beau-frère qui habite la rue Boulay, n° 7, distante d'une soixantaine de mètres du passage Dhier. L'invasion de l'affection est du 8 juillet 1891.

OBSERVATION III

La nommée C... Annette, âgée de 16 ans, entre à l'hôpital le 4 août 1891. Elle habite passage Dhier, n° 20. Elle voyait de temps en temps dans sa maison au quatrième étage (se reporter à l'Obs. n° I) une jeune fille atteinte de variole ; deux jeunes enfants qui habitent sur son carré sont actuellement alités depuis dix jours pour la même affection.

L'éruption de la jeune fille a la forme cohérente, elle a éprouvé les premiers symptômes du mal le 28 juillet 1871.

OBSERVATION IV

Le même jour, 4 août 1891, la nommée P... Angéline, âgée de 27 ans, rentrait à côté de la malade précédente au pavillon III. Les deux jeunes femmes se reconnaissent parfaitement, la femme P... qui habite, rue Ponchet, n° 46, portait tous les jours le pain chez les parents de la jeune C....

Date de l'invasion, 31 juillet 1891).

OBSERVATION V

La nommée L... Elise, âgée de 37 ans, ménagère, entre à Aubervilliers le 10 août 1891. L'invasion remonte au 1er août ; elle est atteinte de variole discrète. Aucun renseignement exact n'est fourni par la malade. Cependant la profession, la date de l'invasion, le domicile (avenue de Clichy, n° 166), très voisin de la région contaminée font supposer, qu'elle est tombée malade en faisant ses courses, dans un quartier infecté.

OBSERVATION VI

La jeune D... Marie, âgée de 15 ans, domestique, rue Berzélius, n° 29 (qui n'a jamais été vaccinée), entre le 31 août, pavillon n° III, avec une variole discrète.

Rue Berzélius elle n'a pas vu de malade ; elle se rappelle avoir fait une course rue Boulay, n° 7.

Sur le seuil de la maison se trouvait une malade atteinte de variole, qui était assise devant la porte et avec qui elle a lié conversation. La jeune fille a très bien remarqué les pellicules qui se détachaient des mains de la personne dont elle nous parle.

En se reportant à notre observation n° II nous voyons que le nommé B... Jules se rendait tous les dimanches rue Boulay, n° 7. La même personne aurait donc contaminé deux de nos malades.

L'invasion des premiers symptômes s'est produite chez Mlle D... le 10 août 1891.

Nous rattacherons à ce foyer les deux observations suivantes :

OBSERVATION VII

B... Albert, 49 ans, boulanger, rue Ponchet, n° 29, atteint de variole cohérente, entre à l'hôpital le 12 août 1891 (Date de l'invasion, 7 août 1891). Il ne peut nous donner le moindre renseignement. N'aurait-il pas été en relation d'affaire avec la nommée P... Angéline, porteuse de pain (Voir observation n° IV).

OBSERVATION VIII

Enfin le 29 septembre, plus d'un mois après la dernière entrée dans les salles de malades habitant le quartier dont nous nous occupons, la nommée R... Marie, âgée de 36 ans, profession de blanchisseuse, demeurant passage Dhier, n° 12, était soignée à Aubervilliers.

La malade ne peut que nous dire qu'elle a vu des varioleux il y a deux mois. Cependant, il ne serait pas inadmissible qu'elle ait eu à blanchir le linge d'un malade en convalescence depuis longtemps déjà ; ou encore que sa profession ne l'ait appelée dans un logement infecté et non désinfecté.

En somme, 8 malades ont été hospitalisés à Aubervilliers, dont l'étiologie de la variole nous semble bien établie, et nous avons retrouvé en plus cinq malades soignés dans leur domicile.

8	malades traités à l'hôpital.	
5	»	dans leur domicile.
Total 13	»	

En résumé, dans les quatre grands foyers que nous avons décrits dans une période de 8 mois, il a été possible de découvrir 64 cas de variole.

	Foyers.	Malades traités à l'hôpital.	Malades traités dans leur domicile.
N° I	Ternes (17°)	6	8
N° II	Rue Championnet (18°)	7	10
N° III	Rue Tocqueville (17°)	11	9
N° IV	Passage Lhier (17°)	8	5
		32	32

Nous terminerons cet exposé en disant qu'il y a certainement corrélation entre les quatre foyers dont nous venons de faire la description. Il suffira de jeter les yeux sur le plan des arrondissements contaminés pour s'apercevoir que ces foyers ne sont pas éloignés les uns des autres. Dans le 17° arrondissement, par exemple, le plus éprouvé avec ses trois lieux d'élection, l'un au sud, l'autre au centre, et le troisième au nord ; la rue Poncelet (1er foyer), est à une distance assez rapprochée de la rue Cardinet (2e foyer), qui aboutit elle-même à la rue Ponchet (3e foyer), et cette dernière n'est séparée de la rue Championnet (4e foyer) que par la rue Balagny et la largeur de l'avenue de Saint-Ouën, où commence le 18e arrondissement.

De plus, les dates de l'invasion de la maladie concordent assez exactement chez les divers sujets atteints ; il est donc rationnel de régler de la façon suivante la marche de la variole dans les différents quartiers où l'affection a exercé ses ravages. Le commencement de l'épidémie aurait débuté par la rue de La Chapelle, n° 178, en dehors des 4 foyers précédents. Nous verrons en effet dans la relation qui va suivre, que la nommée S... Barbe entrait à Aubervilliers, le 12 février 1891 ; elle avait pris la variole de deux personnes domiciliées comme elle, rue de La Chapelle, n° 178, où nous savons que la maladie est endémique depuis l'année 1890. Il n'est pas inadmissible qu'une des personnes malades avant elle n'ait contaminé le quartier de Clignancourt.

Il serait plus difficile d'établir une filière normale, entre le foyer Clignancourt et celui des Ternes.

Pourtant on se rappelle que Mlle de L..., la première malade, atteinte de variole aux Ternes, était indisposée depuis longtemps et qu'elle n'avait pas quitté la chambre depuis trois semaines au moins, lorsque survinrent les prodromes du mal. Cette dame peut avoir reçu chez elle un habitant quelconque, qui aurait eu quelque point de contact avec un varioleux du quartier voisin, et qui aurait porté les germes de l'infection, rue Bayen.

Le troisième foyer (Tocqueville), le plus important de tous, est comme enclavé entre le quartier des Ternes et celui des Epinettes. D'après la concordance des dates de l'invasion il est rationnel d'admettre que le point de départ de la contagion provient du quartier de Clignancourt. Notre premier malade aurait été contaminé par un des modes que nous signalons; que l'on mette en cause le transport par les vêtements ou par un corps inerte ou le contact direct avec un convalescent.

Et toujours pour les mêmes raisons le quartier des Epinettes à son tour aurait été contaminé par un habitant des bas quartiers de la plaine Monceau.

Ajoutons que la maladie a surtout sévi sur une population dense, composée en général d'ouvriers peu fortunés, ne se préoccupant pas des règles les plus élémentaires d'hygiène, logés souvent dans des rues étroites et des passages mal aérés ou malpropres. Elle a respecté au contraire les quartiers riches, à larges avenues, tout à fait limitrophes des lieux infectés dont les habitants sont soigneux de leur personne et chez qui la revaccination se fait presque régulièrement. Nous n'avons jamais vu à Aubervilliers de malades venus des grandes voies attenantes aux foyers de variole. Cependant, l'avenue des Ternes, l'avenue de Wagram, l'avenue Niel d'un côté, le boulevard Malesherbes, le boulevard Pereire, la rue Jouffroy d'un autre, regorgent de gens de service des deux sexes ayant des rapports de chaque instant avec les négociants du quartier.

Les maîtres renseignés par leur médecin n'eussent pas hésité un moment à prendre les mesures que le bon sens dicte en pareille occasion.

2° DES PETITS FOYERS ÉPIDÉMIQUES DE VARIOLE QUI SE SONT PRODUITS A PARIS DU 1er FÉVRIER AU 25 DÉCEMBRE 1891.

Pour nous rendre plus compréhensible nous diviserons cette partie de notre travail en plusieurs paragraphes et nous décrirons successivement :

1° Le foyer de la rue de la Chapelle et les cas qui s'y rapportent ;

2° Les foyers dont l'étiologie a eu la province comme point de départ.

3° Les quelques cas de variole qui nous sont venus des hôpitaux ;

4° Les cas isolés que nous sommes en droit de rattacher aux différents foyers précédemment décrits ;

5° Enfin les cas isolés dont nous n'avons pas pu retrouver l'étiologie.

1° Nous écrivions plus haut, avec les raisons à l'appui, que le point de départ de l'épidémie de variole qui a sévi sur les XVIIe et XVIIIe arrondissements en 1891, avait eu pour point de départ le foyer variolique de la rue de la Chapelle. A l'époque où les premiers sujets atteints entrèrent à l'hôpital nous n'avions pas encore songé à la question que nous traitons aujourd'hui, et il nous est impossible de remonter jusqu'à la source première de l'infection. Faisons observer toutefois que la maison contaminée est tout à côté de la station des tramways qui font le trajet de la Chapelle au Square Monge.

Le premier contage pourrait provenir d'un malade sorti prématurément des salles d'isolement d'Aubervilliers qui, se dirigeant vers le centre de la ville, aurait stationné chez un des marchands de vins voisins. On pourrait de même incriminer un des parents qui vient d'accompagner le malade et qui s'arrête chez un des nombreux marchands de vins de la rue de la Chapelle. Toutes les voitures qui se rendent à l'hôpital traversent le boulevard Ney et la rue de la Chapelle.

Quoi qu'il en soit, en moins d'une année nous relevions cinq cas de variole dans l'immeuble n° 178 de la rue de la Chapelle.

En 1890 trois malades sont traités à Aubervilliers.

I. — B... Louis, âgé de huit mois (non vacciné), entre le 3 avril 1890 ; il meurt le 8 avril.

II. — D... Marie, femme B..., âgée de 18 ans et mère du précédent, vaccinée, entre le 10 avril et sort le 19 du même mois, avant la période de temps réglementaire.

III. — C... Samuel, 27 ans, non vacciné, entre le 10 mai 1890 et sort guéri le 15 juin 1890.

Pendant huit mois nous ne recevons aucun malade de la maison.

IV. — Mais le 12 février 1891, la nommée S... Barbe, journalière, était reçue dans le pavillon des femmes, atteinte de variole discrète.

Interrogée la malade déclare qu'elle a vu plusieurs fois une malade actuellement en traitement chez elle pour la variole, qui habite le n° 178 de la rue de la Chapelle, mais dans un autre corps de bâtiment.

Ces deux nouveaux cas nous remettant en mémoire ceux de l'année précédente, nous interrogeons le concierge.

Plusieurs cas consécutifs de variole se sont produits, il ne peut ou ne veut en donner le nombre.

Toutefois il est certain que la désinfection n'a pas été faite sérieusement. Des voitures de la préfecture de police ont bien apporté deux ou trois fois du soufre en bâton; mais il n'est pas probable que les locataires, pour une raison ou pour une autre, aient employé ce produit. Nous nous empressons de proposer de vacciner toutes les personnes qui le désireront, sans obtenir le moindre résultat. C'était d'ailleurs la première fois que pareille proposition était faite.

Vers la même époque une malade reçue à Aubervilliers nous mettait sur la voie d'un nouveau petit foyer que nous sommes en droit de rattacher au précédent. A peu de distance de la maison contaminée rue de la Chapelle, nous découvrions trois nouveaux cas de variole.

OBSERVATION A

La nommée G..., Rosalie, âgée de 50 ans, ménagère, rue Séguin, n° 17, entre à l'hôpital le 22 mars atteinte de variole cohérente. Cette malade a rendu visite à son beau-frère demeurant rue Buzelin, n° 9, il y a quelques jours, et qui depuis est décédé de variole confluente. Une jeune femme antérieurement au beau-frère de notre malade avait été soignée dans la même maison pour une variole à forme discrète.

La nommée G... savait la gravité de la maladie ; elle n'est jamais entrée dans la chambre du malade : sa sœur venait la trouver dans la salle à manger mais elle évitait de toucher à quoi que ce fût dans le logement.

Soit 3 + 2 malades traités à l'hôpital.
3 » à domicile.

Total 8 malades.

Remarquons que 3 malades hospitalisés appartiennent à l'année 1890.

Foyers dont l'étiologie a eu la province comme point de départ.

2° Ce paragraphe comprendra onze observations de malades traités à Aubervilliers. Parmi eux, huit avaient contracté la variole hors Paris. L'observation *C*, nous fera connaître trois autres varioleux membres de la même famille qui ont été soignés dans leur domicile rue de la Roquette.

OBSERVATION A

Le nommé L... Jean, âgé de 37 ans, profession de maître d'hôtel, demeurant rue Larochefoucauld, n° 24, entre à l'hôpital le 29 mars 1891. Le sieur L... n'a vu aucun malade à Paris, le quartier qu'il habite est indemne ; mais il vient de Pau qu'il a quitté il y a une quinzaine de jours seulement. Dans cette ville se trouvait un grand nombre de varioleux.

OBSERVATION B

Mais le 16 avril, le sieur T..., Antoine, âgé de 40 ans, déménageur, habitant rue de la Goutte-d'Or, n° 21, entrait dans le service atteint de variole cohérente confluente ; il décédait le 27 avril. A la visite du lendemain matin il est impossible d'obtenir aucun renseignement qui mette sur la trace du lieu de la contagion.

Cependant quelques jours après le sieur T... causant avec ses camarades, apprend l'adresse du sieur L... (observation précédente) et il se rappelle parfaitement qu'il a fait vers le 10 avril le déménagement des meubles contenus dans la chambre que L... occupait au sixième étage de la maison sise rue Larochefoucauld n. 24. Il n'y a plus de doute pour nous. C'est là que T. prit la variole.

OBSERVATION C

C... Auguste, 34 ans, boucher, rue Popincourt, n. 11, entre le 29 juin avec une éruption discrète. Aucun malade dans le quartier qu'il habite actuellement. Nous nous rendons à l'hôtel meublé où il demeure; le gérant ne connaît aucun varioleux. Mais C... nous déclare qu'il est arrivé le 14 juin en France, venant de la République Argentine, et que des cas de variole se sont produits pendant la traversée sur le paquebot où il avait pris passage.

OBSERVATION D

La nommée M... Emilie, gouvernante, âgée de 19 ans, entre

au pavillon des femmes avec une éruption abondante le 21 avril 1891. La jeune fille habite rue Caumartin, n. 2, dans un quartier non contaminé.

Nous devons rechercher ailleurs l'étiologie de la maladie et Mlle M... nous apprend qu'elle a quitté Nice le 14 avril. Dans cette ville elle était en traitement à l'hôpital pour une angine, elle se rappelle très bien que quatre jours avant sa sortie, c'est-à-dire le 7 avril, elle eut comme voisine à l'hôpital une femme atteinte de variole.

OBSERVATION E

Nous découvrirons ici six cas de variole. En effet le 15 juillet 1891 la nommée L... Marie, âgée de 48 ans, entrait au pavillon des femmes avec une variole abondante. Cette malade arrive d'Itrac près d'Aurillac (Cantal) avec un train de plaisir à l'occasion du 14 juillet. Elle descend chez sa fille Mme W... qui habite, rue de la Roquette, n. 51. Les symptômes d'invasion avaient déjà paru avant son départ d'Itrac et la femme L... est obligée de se mettre au lit dès son arrivée à Paris. Elle prend le lit de sa fille et n'est dirigée sur l'hôpital que le 15 juillet alors que l'éruption existait depuis le 10 juillet.

La femme L... déclare qu'elle vient de soigner sa propre fille Eugénie B... qui, couturière à Aurillac, venait souvent rendre visite à ses parents à Itrac. Cette jeune fille avait contracté la variole à Aurillac où de nombreux cas s'étaient produits depuis quelques mois.

Nous faisons une enquête rue de la Roquette, et Mme W..., fille de notre malade, nous apprend que successivement une de ses filles âgée de 4 mois (qui décède) puis elle, puis un neveu (voir l'observation qui suit), et enfin une autre de ses filles prennent la variole. Nous demandons à Mme W... si la désinfection a été faite et nous apprenons qu'une seule fois la préfecture de police a fait remettre un bâton de soufre, mais qu'aucune mesure n'a été prise après sa maladie à elle, ni après celle de sa seconde fille.

OBSERVATION F

Et le 4 août 1891 le nommé B... Jean, âgé de 19 ans, neveu de la femme L... (obs. précédente), demeurant rue de la Roquette, n° 51, entrait à son tour à Aubervilliers atteint de variole discrète.

Ainsi pour les deux cas précédents nous établissons de la manière suivante la marche de la contagion.

L... Marie, contaminée par sa fille à Aurillac, donne la variole à une de ses petites filles âgée de 5 mois qui meurt; la petite fille la communique au sieur B... qui la donne à Mme W..., la dernière atteinte est l'enfant de 3 ans.

OBSERVATION G

La nommée A... Jeanne, 22 ans, demeurant rue Pierre-l'Ermite, n° 8, entre à l'hôpital le 5 septembre 1891. La malade n'a vu aucun varioleux à Paris, mais elle arrive d'Angoulême (27 août). Elle s'est sentie fatiguée le 26 août en chemin de fer et l'éruption qui est discrète a paru le 28 août ; elle ne rentre à Aubervilliers qu'au huitième jour de l'éruption. A Angoulême Mlle A... habitait une maison où se trouvait un enfant de six mois atteint de variole; elle voyait souvent les parents de l'enfant.

OBSERVATION H

Et le 15 septembre le mari de la précédente, A... Gabriel, entrait au pavillon des hommes avec une variole discrète qu'il avait prise de sa femme.

OBSERVATION I

V... François, 23 ans, rue de Vaugirard, n° 77, serrurier, n'a pas vu de varioleux à Paris ; aucun malade ne nous est venu du quartier de Vaugirard. Le jeune homme entre à l'hôpital le 24 septembre ; il déclare qu'à Saint-Chamond (Loire) d'où il arrive il y a douze jours seulement il a été en rapport avec des varioleux. Les premiers symptômes d'invasion datent du 20 septembre.

OBSERVATION J

C... Émile, âgé de 13 mois, sujet italien, entre à l'hôpital le 10 octobre 1891, il décède le 18 octobre.

La mère de l'enfant que nous interrogeons habite boulevard de la Villette, n° 56, depuis le 9 octobre, date de son arrivée à Paris. Elle a quitté l'Amérique le 24 août sur le navire Italien le Java. Le paquebot parti de San Louis fit escale à Rio de Janeiro le 4 septembre, et huit jours après, 12 septembre, un passager prit la variole. Quelques jours après, 15 septembre, huit jours avant d'arriver à Gênes, 23 septembre, une petite fille de Mme C... prenait la maladie et mourait dans cette ville treize jours après le débarquement, vers le 6 octobre. Le jeune C... qui est à Paris depuis quatre ou cinq jours seulement a été contaminé par sa sœur.

OBSERVATION K

P... Pierre, 18 ans, demeurant chez le concierge de l'hôpital Trousseau, entre à Aubervilliers le 21 août 1891 avec une variole discrète. P... arrive de Bretagne il y a huit jours à peine ; dans le village il y avait des cas de variole et à Paris il n'a vu aucun malade.

Nous connaissons donc pour Paris 14 nouveaux cas dont nous avons retrouvé l'étiologie exacte.

11 malades ont été traités à l'hôpital.
3 malades ont été traités dans leur domicile.
Total 14 malades.

3° *Malades évacués des hopitaux ou qui paraissent avoir pris la variole dans les hôpitaux.*

Il n'était pas rare autrefois, quand les varioleux étaient isolés dans des pavillons spéciaux, il est vrai, mais relativement rapprochés des autres salles, de voir la maladie se propager dans les divers services. On prenait bien le plus de précautions possibles, mais le véritable isolement n'existait pas. En effet la buanderie était commune, les gens du service spécial vivaient avec le reste du personnel, etc. etc. Aujourd'hui qu'un hôpital spécial existe, tous les inconvénients ont disparu, c'est ce qui explique la rareté des cas de variole dans les hôpitaux et pour notre part nous n'en avons observé que sept pendant une periole de dix mois.

Et encore sur les 7 varioleux trois seulement ont pris la maladie à l'hôpital.

Les observations qui vont suivre justifieront l'entête de notre paragraphe.

OBSERVATION I

La nommée B... Anna, âgée de 33 ans, est bien infirmière à Tenon, mais elle ne saurait avoir pris sa variole à cet hôpital où il n'y a aucun malade.

Elle entre à Aubervilliers avec une éruption discrète le 12 avril 1891, et nous apprend qu'elle va souvent pendant ses heures de liberté, rue Fessart, et il n'y a pas longtemps, en novembre et décembre 1890, plusieurs varioleux nous sont venus de cette rue. Il y a tout lieu de supposer que c'est dans la rue Fessard qu'elle a été contaminée.

OBSERVATION II

C... Prosper, âgé de 36 ans, cordonnier, habitant rue de Flandre, n° 125, entre à l'hôpital le 7 juillet 1891. Il n'a jamais vu de varioleux. Il était en traitement à Saint-Louis, salle Bichat, lit n° 11, depuis le 1er juillet ; c'est de cet hôpital qu'il est envoyé à Aubervilliers en pleine éruption abondante.

L'éruption date du 3 juillet, il est donc resté pendant quatre jours dans la salle Bichat, et il a communiqué la maladie à deux jeunes gens de la dite salle.

OBSERVATION III

En effet, le 17 juillet le nommé B... Albert, âgé de 17 ans, ajusteur, demeurant rue Gabrielle, n° 29, entre à Aubervilliers avec une éruption variolique abondante. Ce malade était en traitement à Saint-Louis, salle Bichat, depuis le 16 juin, pour un lupus de la joue droite. Le lit n° 53 occupé par B... est à quelques mètres du lit n° 11, il a d'ailleurs souvent aidé la sœur du service à recouvrir le lit de C..., il n'y a pas de doute pour ce malade.

OBSERVATION IV

Et six jours après, le 23 juillet, le nommé W... Eugène, âgé de 24 ans, bijoutier, est évacué de Saint-Louis avec une variole discrète.

Ce malade, atteint d'eczéma, avait les bras entourés d'une bande de caoutchouc; il n'a pas été revacciné à son arrivée à Saint-Louis. W... occupait le lit n° 36 de la salle Bichat; trois ou quatre fois il a donné à boire au malade C.

Remarque. — De ces trois observations nous devons déduire qu'un varioleux est resté quatre jours entiers dans une salle d'hôpital avec une éruption bien caractérisée, et qu'il a contaminé deux de ses voisins. De plus un malade est entré dans un hôpital et n'a pas été revacciné comme le règlement l'exige.

OBSERVATION V

Le 5 août 1891, le nommé C... Clément, âgé de 25 ans, cuisinier, est dirigé sur Aubervilliers avec une variole abondante cohérente. Il vient de la Pitié où il était traité salle Monneret (1) pour une sciatique depuis seize jours. Le malade déclare qu'un de ses voisins avait des boutons sur la figure et la tête complètemet enveloppée. Il n'a vu aucun malade au dehors.

1. Nous n'avons pu obtenir aucun renseignement probant la Pitié.

OBSERVATION VI

Et le 8 août la nommée P... Emilie, âgée de 26 ans, couturière, demeurant 34, rue Monge, entrait au pavillon des femmes avec une variole cohérente à la face. Cette malade n'a vu aucun varioleux dans le quartier qu'elle habite, mais elle nous apprend qu'elle visitait tous les jeudis et les dimanches son mari en traitement pour une bronchite, à la Pitié, salle Monneret.

Le voisin de son mari avait une éruption à la face et la tête enveloppée. La coïncidence nous semble frappante.

OBSERVATION VII

Le nommé O... Joseph, âgé de 39 ans, éclusier au collecteur du Nord, demeurant rue des Grésillons, n° 10 (près la porte de la Chapelle), est évacué le 16 août de Beaujon où il était en traitement depuis le 22 juillet. Le début de l'invasion de la variole date du 10 août, l'éruption cohérente confluente paraît le 14 août et le 23 le malade meurt. Le sieur O... n'a jamais vu de varioleux, mais il n'est pas probable qu'il ait contracté l'affection à Beaujon. Rappelons que la porte de la Chapelle est à quelques mètres d'un des foyers déjà mentionnés.

OBSERVATION VIII

La nommée C... Eugénie, 23 ans, rue d'Assas, n° 29, entre le 12 septembre au pavillon III, atteinte de variole discrète. Elle vient de l'Hôtel-Dieu salle Sainte-Anne où elle avait été admise pour un embarras gastrique fébrile le 11 septembre

1891. Le lendemain, comme l'éruption était bien évidente, elle était immédiatement dirigée sur Aubervilliers. Dans le quartier qu'elle habite après son travail, elle n'a vu aucun varioleux; mais elle était femme de ménage chez M. H..., quai du Louvre, n° 24, qui, nous affirme-t-elle, avait la variole.

Sur les huit observations qui précèdent nous remontons par conséquent à l'étiologie de sept cas.

4° *Cas isolés de variole dont l'étiologie a pu être connue.*

Par ordre de date nous allons énumérer les différents cas de variole dont nous avons pu découvrir le point de contage primitif.

1° J... Paul, 17 ans, demeurant rue Thiers, n° 25, XIIIe arrondissement, a pris la variole d'une de ses sœurs, qui a été soignée chez elle et qui elle-même avait donné les premiers soins à une petite fille, B... Charlotte, demeurant rue du Château-des-Rentiers, et décédée à Aubervilliers, le 3 mai 1891. J... a été traité au pavillon des hommes du 30 mai au 3 septembre 1891.

2° D... Fernand, 17 ans, garçon fruitier, rue de Chaillot, n° 61, XVIe arrondissement. Entre à l'hôpital le 15 juin avec une varioloïde qu'il a contractée de son camarade de lit, C... Frédéric, également garçon fruitier dans la même maison. Ce dernier ne peut fournir le moins de renseignement qui puisse mettre sur la voie de l'étiologie.

3° La nommée D... Célestine, âgée de 56 ans, demeurant rue Vincent, n° 15 (20e), entre à l'hôpital atteinte de variole discrète. Cette femme a pris la maladie de son gendre qui demeure rue Desnoyer, n° 12, le sieur D... Jules, crémier, atteint de variole.

4° Et le lendemain 10 septembre le sieur D... Alphonse, âgé de 16 ans, entrait à son tour dans le service. Il habite rue Desnoyer, n° 12, et il est atteint de variole avec éruption abondante. Ce jeune homme n'a vu aucun malades mais nous supposons qu'il a contracté le mal dans la rue qu'il habite.

Ajoutons que la rue Desoyer et la rue Vincent sont à côté de la rue Fessart infestée depuis déjà quelques mois.

5° Le 16 septembre 1891 le nommé E .. Louis, âgé de 46 ans, demeurant rue de la Folie-Méricourt, n° 106, entre à Aubervilliers atteint de variole discrète. Il a contracté l'affection rue Alibert, n° 9, de sa fille, Mlle P..., actuellement au treizième jour de sa maladie. A remarquer que la rue Alibert dans le Xe arrondissement confine au XIXe et au XXe arrondissement, par conséquent tout près de la rue Fessart, de la rue Vincent, etc. Le malade sort de l'hôpital malgré le médecin le 22 septembre.

6° Et le 26 septembre on recevait au pavillon des femmes la nommée G... Julie, âgée de 34 ans, blanchisseuse, rue de la Folie-Méricourt, n° 101, atteinte de variole avec éruption abondante. La dame G... est la blanchisseuse du sieur F... (Observ. précédente). Elle habite presque en face de lui. Nous prétendons que le sieur F..., qui a quitté l'hôpital au bout de huit jours, a contaminé Mme G... Nous avons peu de chance de nous tromper. Cette malade sort le 11 septembre non parfaitement guérie.

Elle payait ses frais d'hôpital et quitte l'établissement parce que l'administration, paraît-il, aurait refusé de la conserver plus longtemps sans qu'elle verse la somme réglementaire.

7° Et quelques jours après nous recevions une jeune fille, T... Lucie, ouvrière blanchisseuse chez la précédente, qui contractait de sa patronne imparfaitement guérie une variole avec éruption abondante, elle sortait de l'hôpital le 6 décembre 1891.

Nous avons donc constaté 3 cas de variole que nous pouvons rapprocher d'un foyer déjà formé dans le XXe arrondissement, dont deux cas eussent certainement été évités si les prescriptions d'hygiène la plus élémentaire eussent été observées.

8° Nous avions ensuite à enregistrer en l'espace de quelque jours trois nouveaux cas de variole dont une hémorrhagique à l'hôtel Terminus en plein quartier de l'Europe dans lequel nous n'avions jamais eu de malades. Notre enquête a été aussi minutieuse que possible. Le premier malade atteint, autrichien d'origine, avait été vacciné, il était à Paris depuis longtemps et jamais, dit-il, aucun varioleux ne l'avait approché. Dans tous les cas, le 14 septembre 1891, le nommé S... Francis, âgé de 19 ans, garçon de service à l'hôtel Terminus, rue Saint-Lazare, entrait à l'hôpital le 14 septembre et sortait guéri le 11 octobre 1891.

9° Le 25 septembre un nouveau cas se présentait au Terminus et le sieur K... Charles, 19 ans, camarade du précédent, était soigné à Aubervilliers pour une variole discrète.

10°. — Enfin 5 jours plus tard, le 30 septembre le sieur A... Marcelin, 23 ans, garçon d'hôtel à Terminus, entrait à Aubervilliers atteint de variole cohérente confluente qui devenait bientôt hémorrhagique et décédait le 5 octobre 1891.

Ainsi, comme il a été dit, trois cas de variole s'étaient produits en moins de 15 jours et la petite épidémie se serait peut-être aggravée si la direction de l'hôtel n'avait immédiatement pris toutes les mesures radicales. La désinfection fut faite sérieusement et le personnel revacciné aussitôt.

11°. — Le sieur P... Vincent, 26 ans, garçon de café, demeurant faubourg Saint-Denis, n° 46, entre à Aubervilliers avec une variole discrète le 1er octobre. Le malade habite depuis dix jours la chambre occupée par un autre de nos malades, le sieur M..., actuellement dans le service, entré du 26 septembre. Ce dernier n'a jamais pu dire où il avait été contaminé.

Un malade qui avait pris la variole dans le foyer Dhier, qui habitait faubourg Saint-Martin nous est bien connu, mais nous ne saurions dire si un rapport quelconque existe entre les deux cas bien qu'il y ait quelques présomptions pour pencher vers cette opinion. La chambre aurait été désinfectée, paraît-il, par les soins de la préfecture de police.

Ainsi dix nouveaux malades dont l'étiologie de la variole est certaine peuvent être ajoutés à notre liste déjà longue.

En somme nous avons bien établi que parmi les quatre-vingt-quatorze malades hospitalisés à Aubervilliers du 1er février au 1er décembre 1891, soixante et un d'entre eux avaient contracté la variole, soit parce qu'ils avaient été en contact direct avec des personnes déjà atteintes par l'affection ; soit en rapport avec des gens de l'entourage des malades ; soit enfin parce que leur domicile était voisin des maisons contaminées.

Ces soixante et un malades peuvent se répartir de la manière suivante :

32 malades appartiennent aux quatre grands foyers.
2 » viennent du quartier de la Chapelle.
11 » ont contracté la variole hors Paris.
11 » isolés
5 » viennent des hôpitaux.

Total 61 »

Il nous reste donc trente-trois malades à classer ; l'histoire de cinq d'entre eux sera faite au chapitre II, leur étiologie nous est connue. Parmi les vingt-huit autres il y en a douze que nous n'hésitons pas à rapprocher d'un des foyers précédents. Les dates de l'invasion de la maladie, le domicile des sujets infectés concordent dans tous ces cas.

Reportons-nous aux observations que nous avons réuniés dans les deux tableaux suivants.

4° Cas isolés à rattacher aux foyers précédents.

Cahier des hommes.

N° d'ordre.	Date de l'entrée.	Nom de la rue.	Observations.
14	26 mai	Avenue de Paris place St.-Denis.	A côté du foyer Dhier.
15	27 mai	Rue Doudeauville 96.	Près les rues de la Chapelle et Seguin.
33	3 août	Boulevard Bineau-Levallois.	Plusieurs cas de variole à Levallois.
38	16 août	Rue des Grézillons. Porte de la Chapelle.	Foyer Chapelle.

Nº d'ordre.	Date de l'entrée	Nom de la rue.	Observations.
40	30 août	Rue St-Nicolas, 15.	Rue St-Nicolas située entre l'hôpital Trousseau d'où nous est venu un malade et la rue de la Roquette.
42	12 septemb.	Rue Cotte, 24.	A côté de la rue St-Nicolas, ce malade est garçon de lavoir.
45	14 septemb.	Hôtel Terminus.	Peut avoir été en contact avec un voyageur en incubation de variole.
49	29 septemb.	Rue Ordener, 43.	Entre la rue de la Chapelle et le foyer Dhier.
52	14 octobre.	Rue Cavé, nº 6.	Entre les rues de la Goutte-d'Or et du Puits-de-l'Ermite.

Cahier des femmes.

Nº d'ordre	Date de l'entrée.	Nom de la rue.	Observations.
2	18 février.	Rue Pajol, 18.	Près de la rue de la Chapelle et de la rue Seguin.
9	21 mars.	Rue des Haies, 101.	A proximité de la rue Fessard.
15	20 avril.	Impasse Jémurges, nº 21, à Levallois-Perret.	Cette malade est blanchisseuse à Levallois où il y a eu des cas de variole.

5° Cas isolés et variole dont l'étiologie n'a pu être rétablie.

Si nous procédons par exclusion nous voyons que 16 malades seulement ne sont pas compris dans notre nomenclature. Ces 16 malades sont venus de tous les points de Paris ; les enquêtes que nous avons faites ne nous ont pas donné de résultats.

Voici d'ailleurs l'énumération de ces 16 cas.

Hommes. — 9 cas.

N° d'inscription	9.	Boulevard de Charonne, 19, 20e.
—	13.	Avenue du Maine, 52 4e.
—	16.	Rue Rossini, 16, 9e.
—	19.	Rue de Chaillot, 61, 16e.
—	23.	Rue des Pyrénées, 226, 20e.
—	26.	Rue de Flandre, 125, 19e.
—	32.	Boulevard Serrurier, 9, 19e.
—	36.	Rue Antoine-Dubois, 16, 5e.
—	46.	Rue Faubourg-St-Denis, 46, 10e.

Femmes. — 7 cas.

N° d'inscription	3.	RueCroix desPetits Champs, 22,2e.
—	13.	Rue Notre-Dame-Bonne-Nouvelle, 13, 2e.
—	17.	Rue du Château-des-Rentiers, 3, 14e.
—	19.	Rue de l'Arbalète, 13, 5e.
—	20.	Boulevard de Strasbourg, 23, 10e.
—	21.	Rue Aumaire, 34, 3e.
—	27.	Rue Lamartine, 3, 9e.

Nous croyons donc avoir démontré jusqu'à l'évidence qu'il est facile à Paris de circonscrire les foyers épidémiques de variole et de remonter dans la plus grande majorité des cas à l'origine première de la maladie.

Presque tous les malades traités à Aubervilliers pendant dix mois de l'année courante ont pris la variole, nous le savons, soit d'un de leurs proches, soit d'une personne de leur connaissance, soit que leur profession les ait mis en rapport directement avec un individu malade antérieurement où qu'elle les ait forcés à manipuler du linge ou des hardes contaminés. Nous avons vu précédemment que surtout les concierges, les blanchisseuses, les déménageurs, les livreurs, les courtiers payaient un large tribut à la contagion : toutes ces professions mettent, il est vrai, ceux qui les exercent en contact avec un grand nombre d'individus. Les exemples que nous donnons en font foi.

D'un autre côté il est de certains cas dont nous n'aurions jamais connu l'origine si nous n'avions appris incidemment en interrogeant avec insistance nos malades que tel varioleux du pavillon des hommes avait fait le déménagement quelques jours auparavant des meubles de son voisin d'hôpital ; et que telle blanchisseuse entrée dans les salles d'Aubervilliers avait pour client un malade également entré dans le service.

Cependant il y a lieu de se demander comment il peut se faire qu'un cas de variole ne reste pas isolé et engendre rapidement de nouveaux cas, en sorte qu'au bout d'un temps plus ou moins long un véritable foyer épidémique soit constitué ?

De plus à quoi attribuer la persistance de ce foyer ? La

constitution du foyer et sa persistance dépendent de causes nombreuses.

Un cas de variole s'est produit dans un quartier populeux, dans une famille peu instruite, dont les chefs ne se rendent pas compte de la gravité du mal pour eux-mêmes et pour les autres, surtout si par exemple l'éruption est discrète. Comme les symptômes du début sont généralement inquiétants, un médecin est appelé qui, le diagnostic établi, propose aussitôt l'isolement, la désinfection, la revaccination.

La plupart du temps les conseils du médecin ne sont pas suivis ; c'est ce dont nous nous sommes rendu compte bien des fois dans le cours de nos enquêtes. Nous avons dit déjà que certaines personnes n'avaient pas voulu accepter notre concours, même après que nous avions eu le soin de leur assurer la gratuité de nos services. D'ailleurs il n'est pas difficile de comprendre combien sont généralement illusoires les recommandations faites à des gens ignorants quand il s'agit de désinfection. Bien que les parents des malades soient animés de la meilleure intention du monde, ils ne sauront pas et ne pourront pas mettre en pratique les bons conseils qu'ils auront reçus.

En effet les logements atteints par la contagion sont très souvent mal aérés, composés d'une ou deux pièces au plus, ils renferment plusieurs habitants, le linge est rare dans les familles pauvres, les précautions de l'hygiène la plus élémentaire sont inconnues. Et voilà des causes multiples qui provoquent l'étendue du foyer septique, qui le font persister.

Mais quelles sont les mesures à prendre pour éviter un

pareil état de choses et rendre Paris indemne de la terrible variole comme Londres et Berlin par exemple, où l'on compte aujourd'hui les cas de cette maladie.

Nous avions commencé notre travail et nous nous proposions d'indiquer les mesures qui nous paraissaient absolument indispensables, lorsqu'a paru il y a quelques jours à peine un règlement irréprochable élaboré par les soins du Conseil supérieur d'hygiène et de salubrité de France, visant les maladies contagieuses. Que pourrions-nous ajouter aux instructions si complètes données par les membres éminents qui le composent? Absolument rien. Aussi nous empressons-nous de détacher de ce règlement tout ce qui concerne la variole.

VILLE DE PARIS

SERVICE SANITAIRE

Avis

Le Public est prévenu que pour obtenir *le transport d'un malade à l'hôpital, la désinfection des objets mobiliers ou la désinfection d'un local contaminé*, il est nécessaire de se munir d'un certificat médical constatant la nature de la maladie et de suivre les indications ci-après :

Transport d'un contagieux à l'hôpital (fièvre typhoïde, scarlatine, diphtérie, variole, rougeole, érysipèle, coqueluche, fièvre puerpérale, etc.)

Demander au poste de police ou au Commissariat une voiture spéciale. Ce service fonctionne jour et nuit.

Transport d'un malade non contagieux.

Demander, soit au poste de police, ou au Commissariat, soit de préférence directement par le téléphone, une voiture d'ambulance à la station située le plus près du domicile du malade, savoir : rue de Chaligny, n° 21, ou rue de Staël, n° 6. Ce service fonctionne jour et nuit.

Désinfection d'un local contaminé.

Demander au poste de police ou au Commissariat l'envoi d'une brigade spéciale de désinfecteurs.

Les commissaires de police tiennent gratuitement à la disposition des familles qui voudraient procéder elles-mêmes à la désinfection, les produits chimiques nécessaires et l'instruction du Conseil d'hygiène relative à la maladie signalée.

Désinfection d'objets mobiliers, literie, etc.

Demander l'envoi d'une voiture à l'étuve la plus proche du domicile contaminé : rue du Château-des-Rentiers, 73 ; rue de Chaligny, 21 ; rue des Récollets, 6 *bis*. Ces étuves sont reliées au réseau téléphonique public.

Les demandes sont reçues également par les Mairies des vingt arrondissements et au cimetière du Nord, de l'Est et du Sud.

Tous ces services sont faits gratuitement.

Instruction sur les précautions à prendre contre la variole.

La variole est une maladie éminemment contagieuse.

La vaccination et la revaccination sont les seuls moyens de prévenir ou d'arrêter les épidémies de variole.

Mesures à prendre dès qu'un cas de variole se produit.

Les cas de variole seront déclarés au Commissariat de police.

L'Administration assurera l'isolement ou le transport du malade et la désinfection du logement contaminé.

A. — *Transport du malade.*

Si le malade ne peut recevoir à domicile les soins nécessaires, s'il ne peut être isolé, notamment si plusieurs personnes habitent la même chambre, il doit être transporté dans un établissement spécial.

Les chances de guérison sont alors plus grandes et la transmission n'est pas à redouter.

Le transport devra toujours être fait dans une des voitures spéciales mises *gratuitement* à la disposition du public par l'Administration.

B. — *Isolement du malade.*

Le malade, s'il n'est pas transporté, sera placé dans une chambre séparée où les personnes appelées à lui donner des soins doivent seules pénétrer.

Son lit sera placé au milieu de la chambre ; les tapis, tentures et grands rideaux seront enlevés.

Le malade sera tenu dans un état constant de propreté.

Les personnes appelées à donner des soins à un varioleux devront être revaccinées. Elles se laveront les mains avec une solution de sulfate de cuivre faible (à 12 grammes par litre d'eau), toutes les fois qu'elles auront touché le malade ou les linges souillés. Elles devront aussi se rincer la bouche avec de l'eau bouillie.

Elles ne mangeront jamais dans la chambre du malade.

Elles devront avoir des vêtements spéciaux et les quitter en sortant de la chambre.

C. — *Désinfection des objets ayant été en contact avec le malade et mesures de précautions à prendre par celui-ci.*

Tous les objets (linge, draps, couvertures, objets de toilette, etc.) ayant été en contact avec le malade doivent être désinfectés.

La désinfection des linges et des mains sera obtenue à l'aide de solutions de sulfate de cuivre. Ces solutions seront de deux sortes, les unes fortes et renfermant 50 grammes de sulfate de cuivre par litre, les autres faibles renfermant 12 grammes par litre. Les solutions fortes serviront à désinfecter les linges souillés; les faibles serviront au lavage des mains et des linges non souillés.

Les Commissaires de police tiennent *gratuitement* à la disposition du public des paquets de 25 grammes destinés à faire les solutions. On mettra deux de ces paquets dans un litre d'eau pour préparer les solutions fortes et un paquet dans deux litres pour les solutions faibles.

Les linges souillés seront trempés et resteront deux heures dans les solutions fortes, puis seront lavés à grande eau avant le savonnage ou le lessivage.

Aucun des linges, souillés ou non, ne doit être lavé dans un cours d'eau.

Les linges non souillés seront plongés dans une solution faible.

Les habits, les literies et les couvertures seront portés aux étuves municipales publiques de désinfection (1).

Le malade ne doit sortir qu'après avoir pris plusieurs bains.

D. — *Désinfection des locaux.*

La désinfection des locaux est faite *gratuitement* par des désinfecteurs spéciaux. Pour obtenir cette désinfection, il suffit de s'adresser au Commissariat de police du quartier.

Un médecin délégué est chargé de vérifier l'exécution des mesures prescrites ci-dessus.

La question d'isolement nous suggère quelques réflexions que nous allons transcrire.

Le médecin, avons-nous dit, doit proposer tout d'abord l'isolement qui est accepté ou refusé.

1° Si le malade accepte l'isolement le rôle du médecin est facile, il recommande les mesures à prendre pour enrayer le mal et prévient les autorités compétentes. L'assistance publique se charge du reste, il n'y a rien à reprendre au fonctionnement actuel de l'hôpital temporaire d'Aubervilliers en ce qui concerne les soins à donner aux varioleux. Le règlement sur le service intérieur de l'hôpital d'isolement, établi

1. A Paris, des voitures spéciales viennent chercher à domicile les objets à désinfecter, et elles les rapportent après leur passage à l'étuve municipale.

en 1887 par les soins de M. Peyron, directeur général de l'assistance publique, est parfait.

2° C'est dans le cas où l'isolement est refusé que le médecin doit se montrer circonspect et user de tous les moyens en son pouvoir pour enrayer le mal à son début. Il devra défendre catégoriquement l'accès de la pièce occupée par le malade à toute personne étrangère (même l'accès du logement) qui ne doit être permis qu'aux seules personnes indispensables. Les gardes malades devront être immédiatement revaccinés ; ils changeront de vêtements chaque fois qu'ils auront à vaquer au dehors ; le logement sera désinfecté journellement, le linge mis à part envoyé à l'étuve municipale comme il est prescrit. Pendant la convalescence le malade restera isolé pendant la période réglementaire de quarante jours. La convalescence terminée la désinfection de la pièce et des objets de literie sera faite comme il est prescrit dans le règlement du Conseil d'hygiène.

Le médecin lui-même donnerait l'exemple en ne s'approchant du malade et en ne le quittant qu'après avoir pris les précautions d'usage.

Mais pourquoi hésite-t-on à accepter l'isolement?

Parce que les parents du varioleux et le malade lui-même trouvent le règlement trop draconien.

On entre volontiers dans un hôpital quelconque parce qu'il est toujours facile de recevoir la visite des siens deux fois par semaine au moins. On redoute par contre l'hôpital d'Aubervilliers ; le public n'ignore pas que l'isolement y est complet.

Le malade une fois qu'il a franchi les pavillons d'isolement ne peut plus être en rapport avec quiconque de l'extérieur, il est condamné à une réclusion de 40 jours quand il consent à rester dans les salles le laps de temps réglementaire.

Il n'est pas à dire pour cela que les parents n'aient pas accès dans les bureaux d'Aubervilliers où un employé spécial donne des nouvelles des malades chaque fois qu'une personne étrangère vient en demander.

Il y aurait quelque chose à faire de ce côté, et dans la suite on pourra peut-être rendre la consigne moins rigoureuse sans pour cela compromettre la santé publique.

Nous venons de dire que les malades (d'après l'avis émis par le conseil supérieur d'hygiène et de salubrité de France), doivent rester isolés pendant 40 jours, période de temps jugée nécessaire pour que la variole ne soit plus contagieuse.

Beaucoup sans doute des malades hospitalisés se conforment à la règle, mais un nombre d'entre eux assez considérable à qui l'isolement pèse, et que l'insistance du médecin laisse froids, ou encore qu'une question administrative contrarie, quittent l'hôpital au bout de quelques jours en pleine période de dessiccation. Ils portent la maladie autour d'eux ; nous l'avons constaté plusieurs fois.

Nous venons d'écrire précédemment qu'un de nos malades, crémier, rue de Tocqueville, n° 70, avait quitté l'hôpital au bout de 10 jours, et deux de ses clients qu'il pouvait très bien avoir contaminés lui-même entraient quelques jours après à Aubervilliers.

Nous avons vu également que le sieur F..., rue de la Folie-Méricourt, n° 106, ne reste à l'hôpital que du 16 septembre au 22 septembre, et le 26 septembre la femme G..., blanchisseuse du précédent, entrait à son tour au pavillon des femmes. Cette dernière, malade payante, ne pouvant plus régler ses journées d'hôpital, était forcée (a-t-elle prétendu) de sortir malgré elle le 11 octobre, et le 31 du même mois la jeune T..., son ouvrière, atteinte de variole à éruption abondante, rentrait dans le service.

Nous sommes persuadé que le nombre de varioleux irait toujours en diminuant si on pouvait se conformer à ces prescriptions que nous jugeons indispensables.

Certainement le nombre se restreint de jour en jour. La classe aisée échappe à la contagion ; le médecin y est écouté, la vaccination et la revaccination y sont pratiquées en leur temps.

La population militaire n'est pour ainsi dire pas frappée ; tout le monde sait que la revaccination est obligatoire ; les recrues, les réservistes, les territoriaux sont toujours revaccinés.

Tandis que la population ouvrière, insouciante, ou incrédule, est presque exclusivement atteinte ; c'est elle qui nous a fourni tous les cas que nous avons eu à constater en 1891.

Quoi qu'il en soit, il est consolant de reconnaître que la variole tend à disparaître de jour en jour, et dans de larges proportions. L'hôpital d'Aubervilliers n'a pas enregistré d'entrée pour variole depuis le 31 octobre 1891 à ce jour, ce qui ne s'était jamais produit depuis près de cinq ans, date de l'affectation nouvelle des baraquements.

Nous avons pu recueillir certains chiffres que nous ajoutons ci-après. Cette statistique est tout à fait rassurante, surtout pour les dernières années.

Nombre de varioleux soignés à l'hôpital temporaire d'Aubervilliers, du 23 mai 1887 au 20 décembre 1891.

Du 23 mai 1887 au 1er janvier 1888	—	909	varioleux.
Du 1er janvier 1888 au 1er janvier 1889	—	986	»
Du 1er janvier 1889 au 1er janvier 1890	—	588	»
Du 1er janvier 1890 au 1er janvier 1891	—	229	»
Du 1er janvier 1891 au 1er janvier 1892	—	105	»
		2817	»

Nombre des décès par variole survenus à l'hôpital temporaire d'Aubervilliers du 23 mai 1887 au 20 décembre 1891.

Du 25 mai 1887 au 1er janvier 1888	—	123	décès.
Du 1er janvier 1888 au 1er janvier 1889	—	150	»
Du 1er janvier 1889 au 1er janvier 1890	—	58	»
Du 1er janvier 1890 au 1er janvier 1891	—	36	»
Du 1er janvier 1891 au 20 décembre 1891	—	17	»
Total.		384	»

Il n'est pas possible à Paris de connaître les cas de variole non suivis de décès , nous devons à l'obligeance de M. le Dr J. Bertillon, chef des travaux de la statistique municipale, la communication des quelques chiffres suivants. On verra que les chiffres de ces dernières années diffèrent sensiblement de ceux que nous avons recueillis à l'hôpital. Ce qui prouve bien une fois de plus qu'un nombre trop considérable de varioleux est encore soigné en dehors d'Aubervilliers.

Décès par variole survenus à Paris (les individus domiciliés hors Paris et morts dans les hôpitaux de Paris non compris).

Années	Décès			
1870	10.331			
1871	2.777			
1872	102			
1873	17			
1874	46			
1875	253			
1876	373			
1877	136			
1878	89			
1879	911			
1880	2.158			
1881	987			
1882	626			
1883	436			
1884	74			
1885	176			
1886	203			
1887	394	dont	123	à l'hôp.
1888	258	»	150	»
1889	130	»	58	»
1890	76	»	36	»
1891	»	»	17	»

Nous n'avons pas la statistique pour 1891.

Variole statistique des hôpitaux militaires de Paris.

Années	Cas.	Décès
1883	17	»
1884	4	»
1885	10	»
1886	5	»
1887	5	»
1888	7	2

Les années 1889-90-91 n'ont pas encore paru.

CHAPITRE II

1° De l'hôpital temporaire d'Aubervilliers.

2° Du rôle de cet hôpital et de son influence à propos de la transmission de la variole.

Un court historique est nécessaire.

L'hôpital temporaire d'Aubervilliers, construit en planches et composé d'une série de pavillons réservés à tous les services qui composent un établissement similaire, est situé sur la zône militaire, au delà des fossés. Les baraquements sont placés à la suite les uns des autres sur une longueur de 1000 mètres environ et dans l'espace compris entre la partie des fortifications qui s'étend de la porte d'Aubervilliers au canal Saint-Denis d'un côté et un fort treillage des trois autres côtés. Toutes les constructions qui l'avoisinent, et elles sont très peu nombreuses, sont éloignées de plus de 150 mètres des pavillons d'isolement.

Un premier corps de bâtiments est affecté à l'administration. Un second corps de bâtiments comprend à chacune des quatre ailes qui le composent quatre grandes salles de 41 lits chacune où peuvent être admis 164 varioleux.

Entre chacune des ailes sont installés les services généraux, cuisine, pharmacie, salle de garde, magasin, caves, de façon à ce que les distributions soient faites avec la régularité et la rapidité voulues.

Plus loin, et séparée des bâtiments réservés aux varioleux

par une large et longue pelouse, une construction dite pavillon d'isolement, est affectée aux malades douteux qu'il ne serait pas prudent de mêler à ceux dont le diagnostic est confirmé. Composée de diverses salles absolument séparées les unes des autres cette construction sert d'asile aux malades douteux comme nous venons de le dire ; une des salles est spécialement habitée par les malades atteints de varicelle (24 lits).

Le dortoir des infirmiers et des infirmières fait immédiatement suite au pavillon d'isolement.

Enfin sur une même ligne deux baraquements plus petits s'élèvent à plus de 100 mètres du précédent. L'un comprend les magasins et l'amphithéâtre, dans l'autre l'étuve est installée ; tous les objets de literie, tous les vêtements y sont scrupuleusement désinfectés.

Il n'y a qu'à se reporter au règlement sévère de 1887 établi par les soins de M. Peyron, directeur général de l'assistance publique ,pour se rendre compte des précautions qu'on a prises pour rendre effectif le fonctionnement régulier des services de l'hôpital temporaire.

L'hôpital construit en 1884 devait être exclusivement affecté aux cholériques ; mais c'est à peine si 113 malades furent reçus du 20 novembre 1884 au 16 janvier 1885. L'épidémie s'éteignit et les baraquements restèrent inoccupés jusqu'au 23 mai 1887, époque à laquelle il devint l'hôpital temporaire d'isolement pour les varioleux.

Depuis cette date au 1er décembre 1891, 3324 malades y ont été reçu dont 2827 varioleux : le surplus provient des erreurs commises, soit dans les hôpitaux, soit en ville.

II. — Du rôle de l'hôpital temporaire d'Aubervilliers et de son influence à propos de la transmission de la variole.

Comme il a été dit l'hôpital est absolument réservé à l'isolement des varioleux. Nous avons la ferme conviction que sa présence n'est pas à redouter des habitants du voisinage. Les simples baraques annexées aux petits jardinets qui le bordent du côté du nord sont éloignées de plus de 150 mètres des pavillons ; elles sont inhabitées les 3/4 du temps. L'usine à gaz, sans habitations, et les trois ou quatre maisons qui lui font suite du côté sud sont séparées des salles par une large pelouse, un fossé très profond et très étendu, les fortifications elles-mêmes, le boulevard extérieur. A l'est le canal Saint-Denis et une large pelouse bordent les baraquements, les 3 ou 4 maisons les plus rapprochées en sont éloignées de plus de cinq cents mètres, elles sont situées de l'autre côté du canal. Enfin à l'ouest la route d'Aubervilliers, sans aucune maison que les bureaux de l'octroi, est distante des salles de plus de 400 mètres.

Comment donc les distances que nous venons de donner étant connues la présence de l'hôpital pourrait-elle influer au point de vue de la contagion ?

Il faudrait que la transmission se fasse par l'air. Or depuis longtemps l'expérience a démontré que la transmission par l'air ne se fait que dans un périmètre compris entre cinquante et cent mètres. M. le professeur Brouardel, en faisant à plusieurs reprises l'analyse de l'air dans le voisinage des pavillons d'isolement réservés aux varioleux à l'hôpital Laënnec, ne retrouvait plus les traces des poussières des pustules varioliques desséchées à partir de cent mètres de l'établissement. M. Brouardel ajoutait même une grande importance à l'état hygrométrique de l'air puisqu'il écrivait que « plus la quantité d'eau tombée dans une semaine était considérable moins la mortalité était élevée dans la semaine correspondante. » Les exemples ne manquent pas à l'appui de cette proposition.

Près de Laënnec le côté sud attenant presque aux maisons voisines est contaminé, tandis que le côté nord reste indemne; il est vrai que de grands jardins bordent l'hôpital, et que les habitants de ce quartier, riches pour la plupart, prennent de plus les précautions nécessaires pour échapper à la contagion.

Tout le monde a encore présente à la mémoire la grave épidémie de variole de 1870-1871. Les varioleux étaient évacués sur Bicêtre, 8000 furent reçus de tous les points de Paris. Or, le fort de Bicêtre très rapproché de l'hôpital reste indemne. La contagion respecte la garnison composée en grande partie de marins. Il est évident que ces hommes retenus par les exigences du service ne quittaient guère le fort et ne se rendaient pas à Paris. Si la transmission par l'air eût été possible ils n'auraient pas échappé au fléau.

L'hôpital temporaire d'Aubervilliers en est une nouvelle preuve. Nous avons su qu'en 1890 aucun malade du voisinage direct des salles n'avait été admis, et en 1891, pendant que nous suivions jour par jour les entrées dans les pavillons, c'est à peine si nous pouvons enregistrer deux cas de variole, et encore se sont-ils produits dans des circonstances particulières que nous relaterons plus loin.

Cependant, en 1887, quelque temps après l'ouverture d'Aubervilliers, par une coïncidence fâcheuse, une petite épidémie de variole sévissait à la Compagnie du gaz. Les médecins de la Compagnie et la municipalité récriminèrent aussitôt, accusant de la contagion la présence des varioleux de l'autre côté du rempart. Le chef de service de l'hôpital donna le conseil de faire revacciner tout nouvel ouvrier embauché en même temps que les anciens, et l'épidémie cessa aussitôt dès que la vaccination fut devenue obligatoire. Ici nous sommes persuadé qu'il n'y a pas lieu d'incriminer l'hôpital. Il suffit de savoir comment se fait le recrutement de l'usine à gaz de la Villette. La plupart des ouvriers sont Piémontais ou Flamands; nous ne sachions pas qu'en Belgique ou en Italie la revaccination ou même la vaccination soient obligatoires. Nous avons tout lieu de croire que l'infection fut importée par un de ces étrangers admis depuis peu dans l'usine et en incubation de variole lors de son entrée dans les chantiers.

Pendant l'année 1891 nous n'avons eu à constater qu'un seul cas de variole qui puisse être imputé d'une façon certaine au voisinage de l'hôpital. La malade dont nous parlons a contaminé trois autres personnes; nous avons recueilli par conséquent quatre cas de variole.

En effet, la nommée D..., Lucie, âgée de 23 ans, blanchisseuse, rue de l'Ourcq, n° 27, entre à l'hôpital le 2 juillet 1891, conduisant un enfant qu'elle allaite âgé de 15 jours. Elle-même vient d'être malade et porte les traces d'une variole discrète. Presque chaque jour la dame Dugardin venait avec ses enfants dans un petit jardinet que son mari cultive et qui est situé contre la palissade qui clôture l'hôpital. Cette palissade, à claire voie, est à dix mètres au plus du pavillon réservé à l'administration.

M. D... venait très souvent chez le concierge et stationnait dans la loge où elle pouvait se trouver par conséquent en contact avec le personnel. Elle n'a été vaccinée qu'une fois, tout enfant ; il ne lui est jamais venu à l'idée de se faire revacciner depuis qu'elle vient dans le voisinage de l'hôpital.

Le petit enfant de notre malade, B... Frédéric, âgé de 15 jours, a pris la variole de sa mère dont l'éruption parut le lendemain de son accouchement ; il avait été vacciné à 8 jours.

Puis le 7 juillet nous recevions au pavillon des femmes la nommée J... Marie, 29 ans, demeurant également rue de l'Ourcq, n° 27, mais dans un corps de bâtiment séparé de celui habité par notre première malade.

Jamais les deux femmes n'avaient causé ; elles se connaissaient pourtant de vue et se croisaient souvent dans le couloir. L'éruption présente la forme abondante.

Enfin le 27 juillet 1891 le nommé B..., âgé de 29 ans, journalier, mari de la précédente, entrait à son tour au pavilfon des hommes. Il a contracté la maladie de sa femme actuellement en traitement.

Dans le voisinage de l'hôpital un cas de variole s'était également produit le 18 juin 1891. En effet, la femme B... Cécile entre à cette date dans le service. Elle habite boulevard Macdonald, n° 7, une maison située en face le talus des fortifications et séparée de l'hôpital par la largeur du boulevard, les fortifications, le fossé et un espace de terrain d'environ 40 mètres.

Elle n'a jamais vu de malade, affirme-t-elle. De temps à autre, elle se promenait sur le talus. Doit-on incriminer l'hôpital pour le cas présent. Ce n'est pas propable : nous apprenons que la femme B... avait des habitudes d'intempérance et qu'elle restait peu chez elle. Il est tout à fait possible qu'elle ait été prise pendant une de ces nombreuses absences.

En somme l'hôpital ne saurait être mis en cause que pour le cas de la femme D... On avouera qu'il est bien difficile d'empêcher une personne amie de pénétrer chez le concierge. Peut-être les précautions d'usage avaient-elles été négligées; soit que le concierge lui-même appelé par son service de vaguemestre eût amené le germe, soit qu'un serviteur venu dans la loge ait oublié de changer ses vêtements de salle et ait apporté la contagion. Mais ce cas est isolé et nous n'avons jamais entendu dire qu'une des personnes venues au bureau pour demander des nouvelles d'un malade ait pris elle-même la maladie.

CONCLUSIONS

I. — Si un cas de variole se produit, il faut faire tout ce qui est possible pour enrayer la propagation de la maladie.

1° L'isolement le plus complet doit être proposé.

2° Les mesures de désinfection doivent être prises par les pouvoirs publics.

3° La revaccination doit être pratiquée immédiatement.

En un mot, il faut se conformer à la lettre aux prescriptions de la circulaire du Conseil supérieur d'hygiène et de salubrité de France.

II. — L'hôpital temporaire d'Aubervilliers est actuellement suffisant, il est assez isolé du voisinage pour ne pas contaminer les lieux voisins. Toutes les mesures de désinfection y sont pratiquées scrupuleusement.

Cependant il serait préférable de construire un hôpital d'isolement dans la banlieue au milieu d'un vaste terrain entièrement clos dans lequel les gens de la localité ne pourraient avoir accès sous aucun prétexte.

Imp. de l'Ouest, A. Nézan, Mayenne

www.ingramcontent.com/pod-product-compliance
Lightning Source LLC
LaVergne TN
LVHW020042170826
845678LV00001B/385

* 9 7 8 2 3 2 9 6 9 3 8 8 0 *